계산력 훈련

휴게소 간식 사기

가족들이 각자 먹고 싶은 간식을 골랐어요. 총 금액은 얼마인가요?

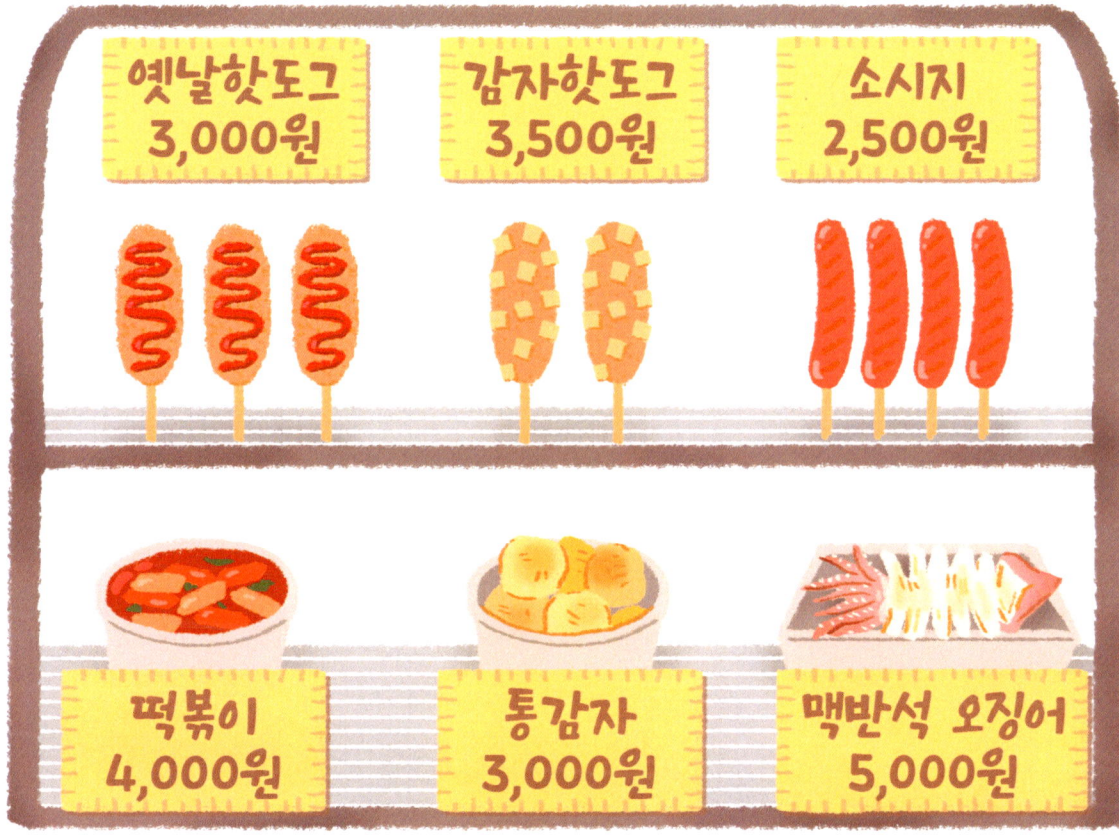

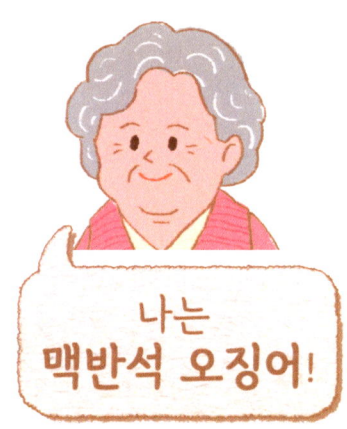
나는 맥반석 오징어!

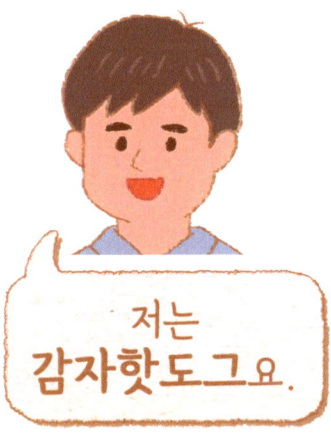
저는 감자핫도그요.

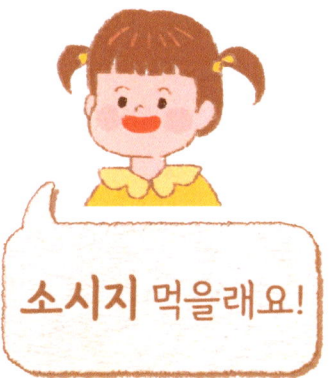
소시지 먹을래요!

총 금액은 _____ 원입니다.

과일의 이름

빈칸에 알맞은 글자를 써넣어, 과일의 이름을 완성해 보세요.

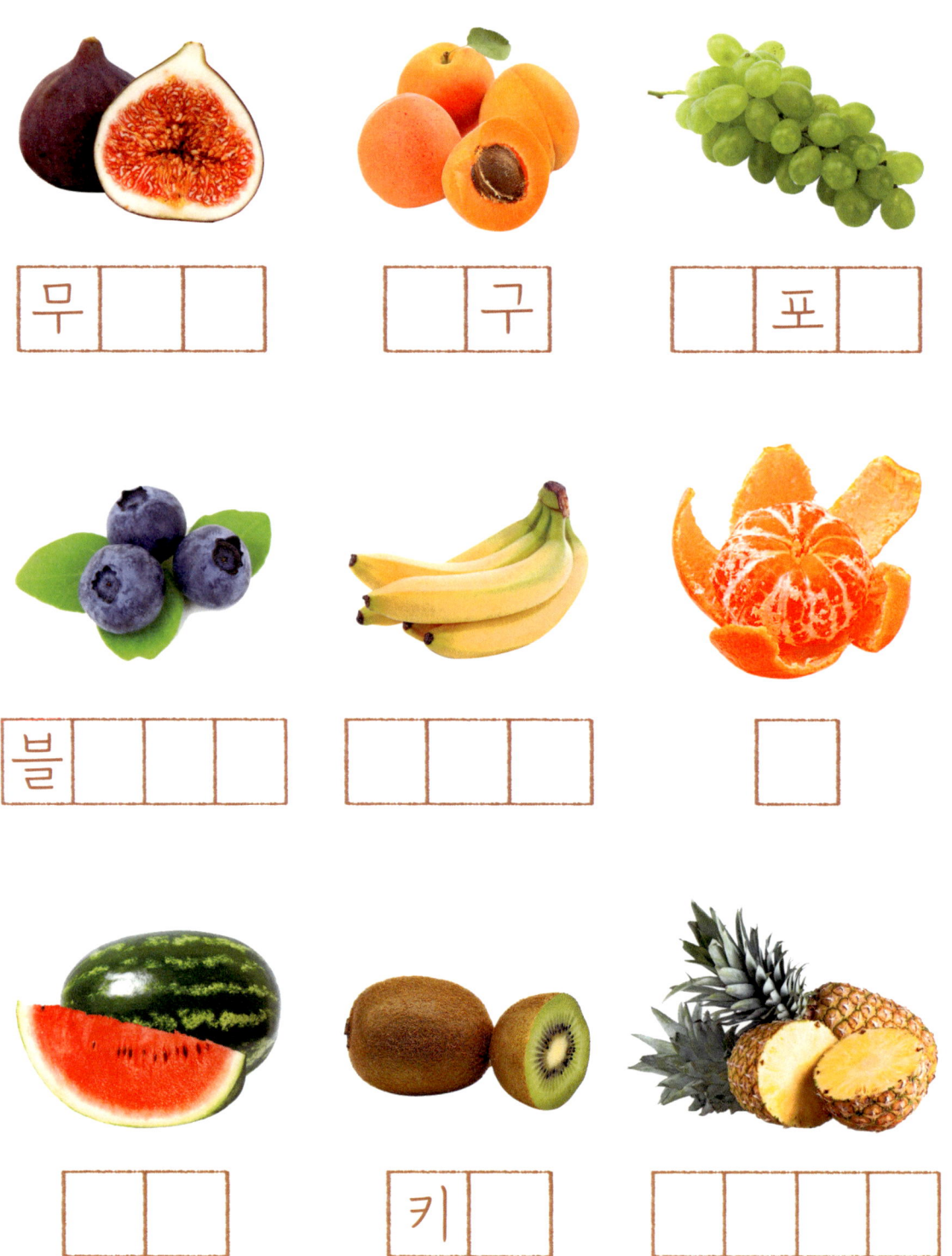

기억력 훈련   년   월   일   요일

가방 안에 있는 물건 1

가방 안에 있는 물건을 잘 기억하고, 다음 장으로 넘어가세요.

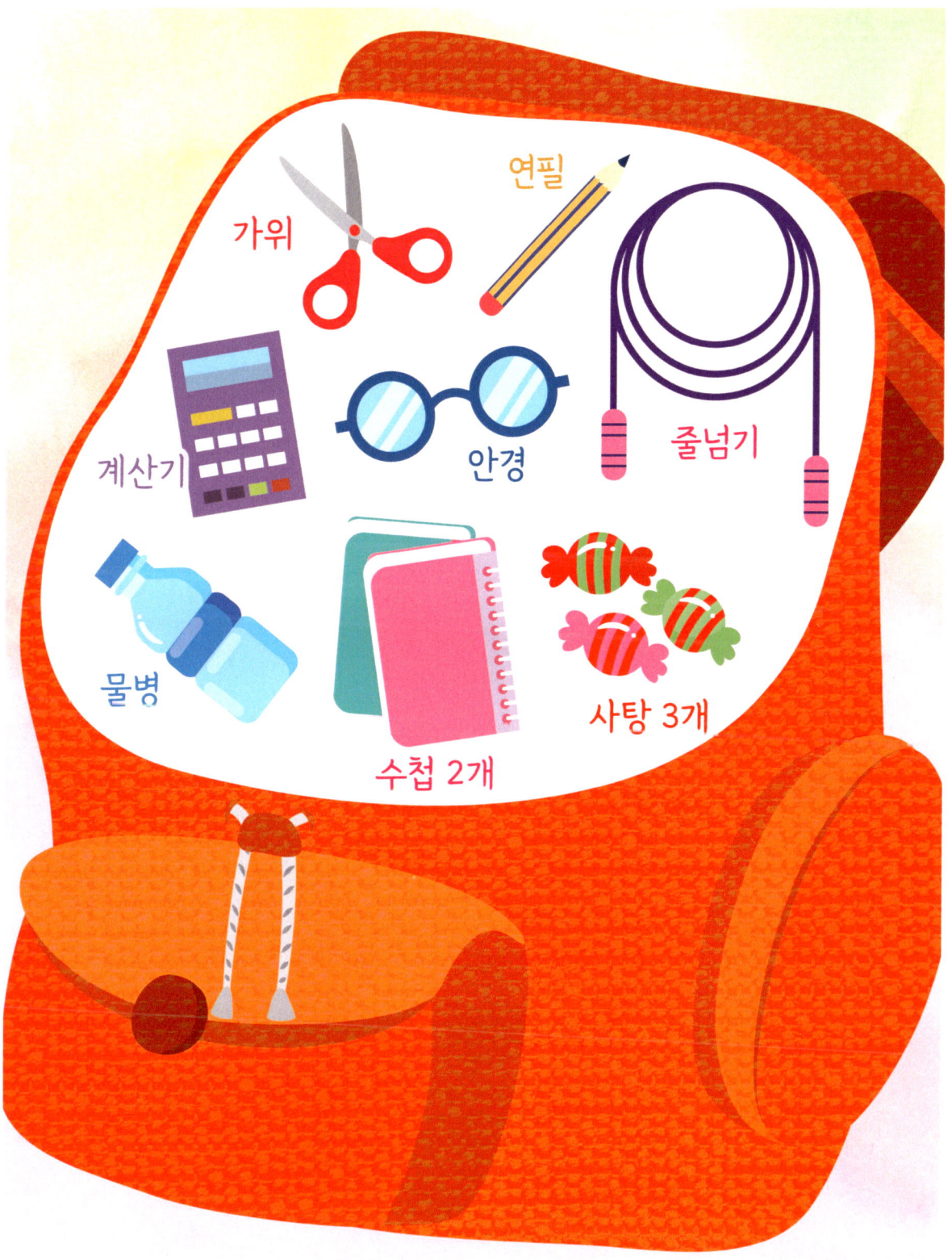

기억력 훈련   　　　　　　　　　　　　　　　　　년　월　일　요일

가방 안에 있는 물건 2

앞 장을 잘 기억해 보고, 달라진 물건을 모두 찾아보세요.

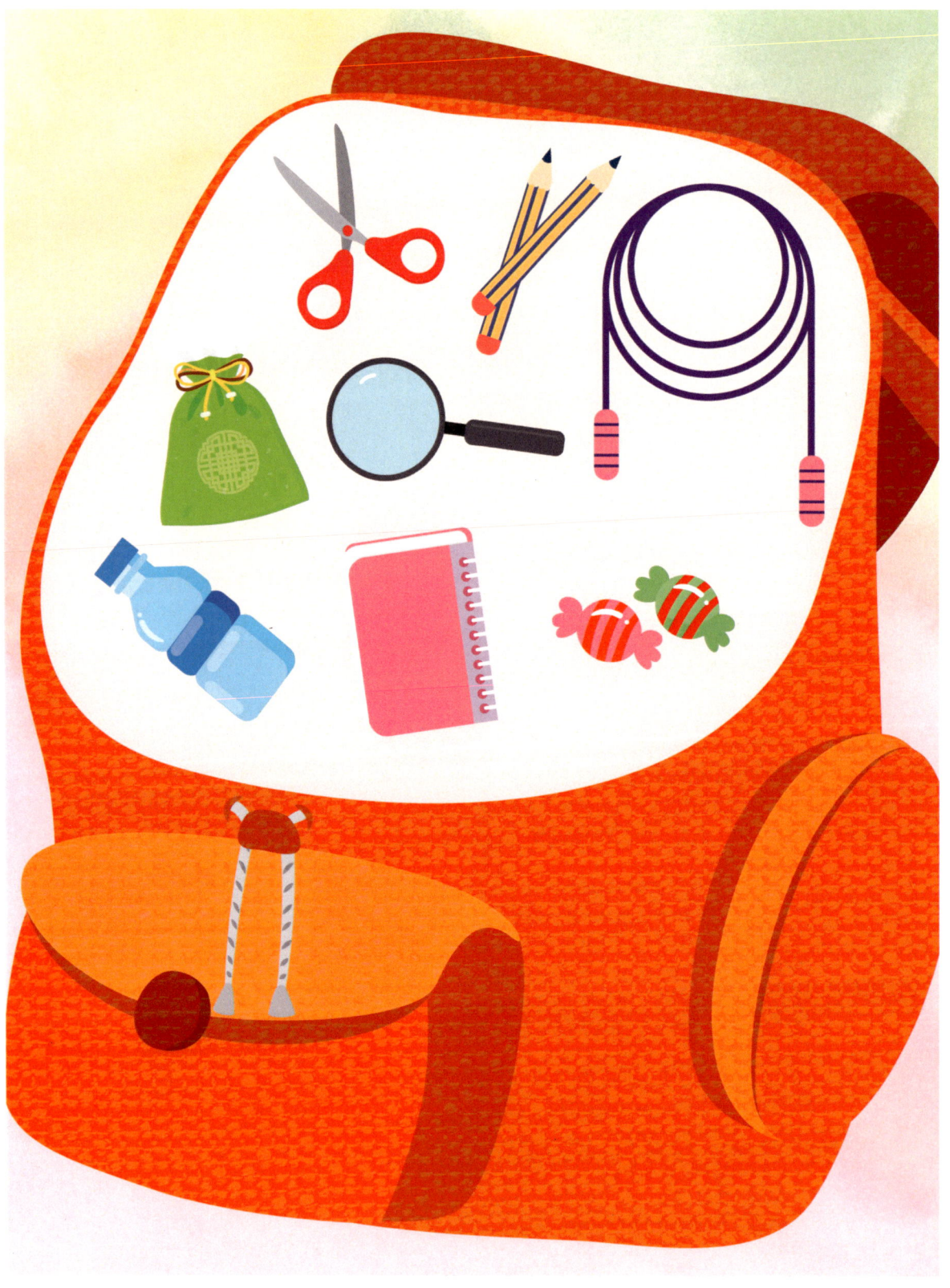

비밀의 사원 미로

노란색 벽돌만 따라 비밀의 문으로 들어가 보세요.

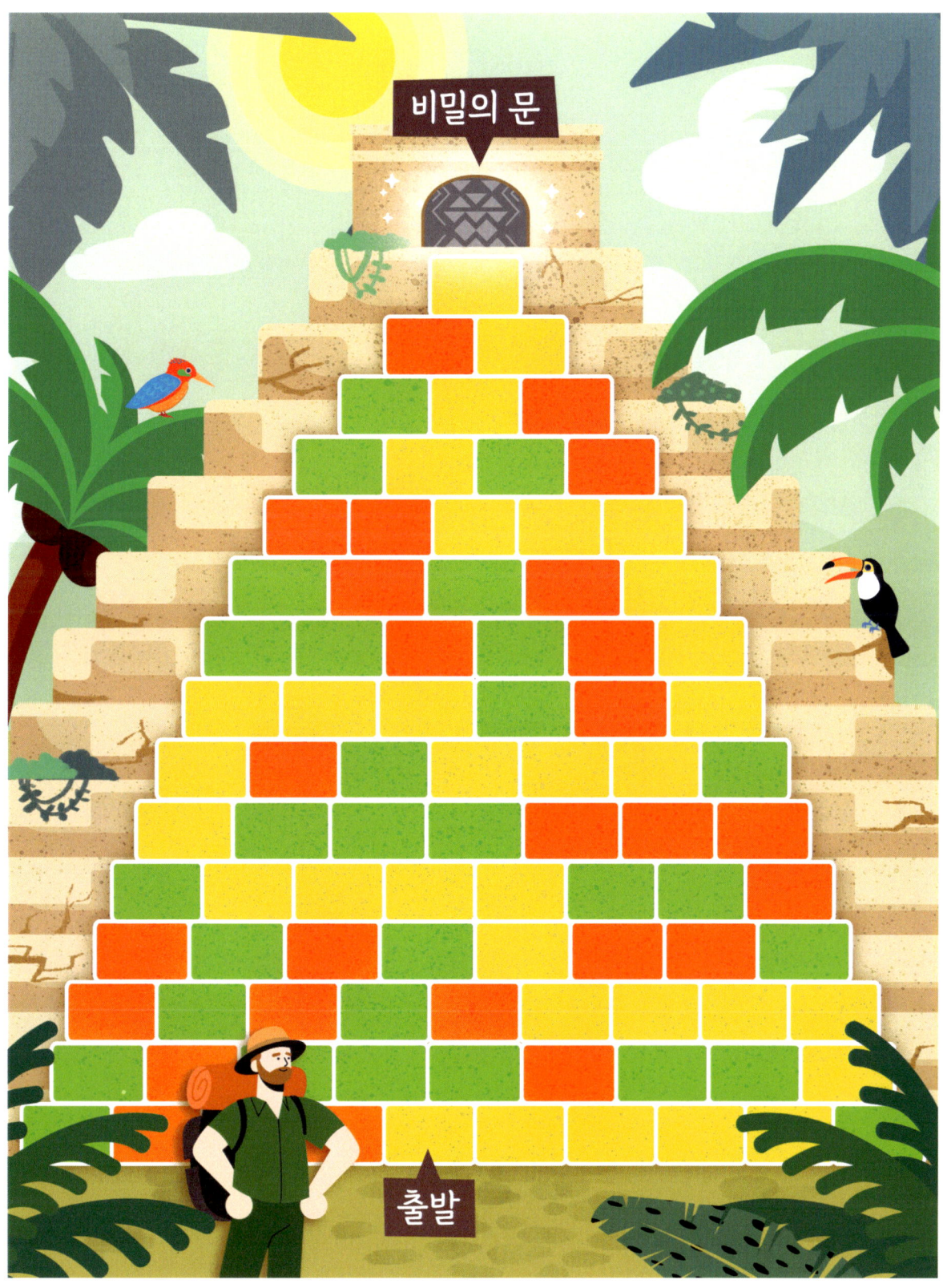

집중력 훈련

숨은그림찾기

그림 속에 숨어 있는 물건 5개를 찾아 동그라미 해보세요.

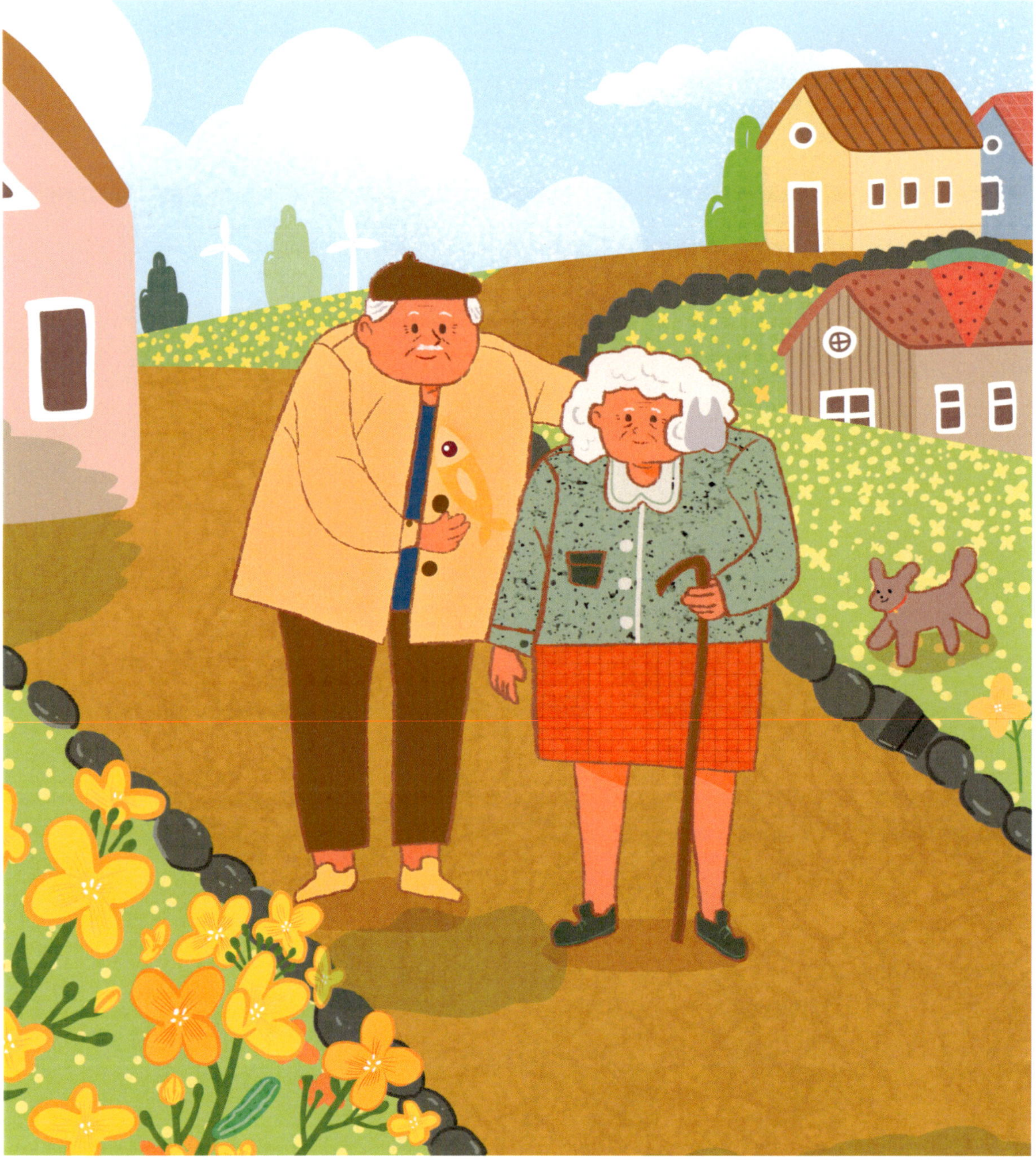

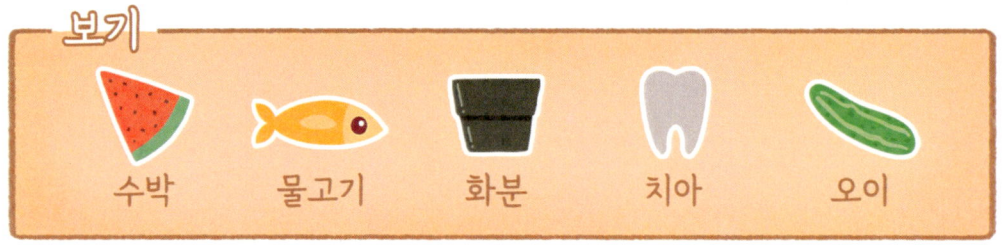

현실감각 훈련

국가, 주소, 시간

우리나라의 국기를 찾아보세요.

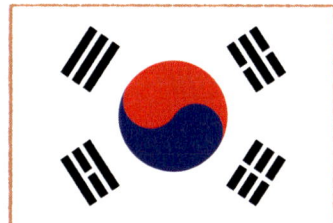 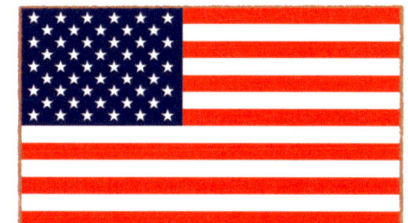 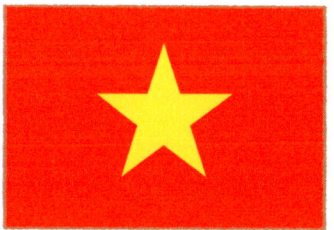

우리 집의 주소를 적어보세요.

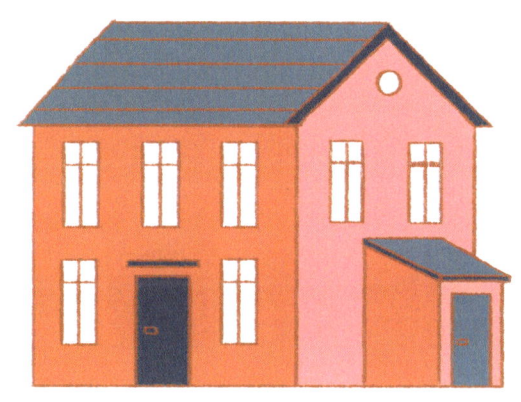

답변: _____

지금 시간대와 가장 비슷한 그림을 골라보세요.

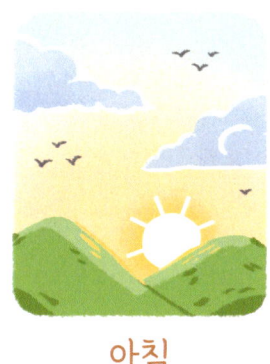 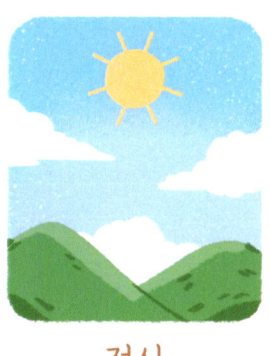 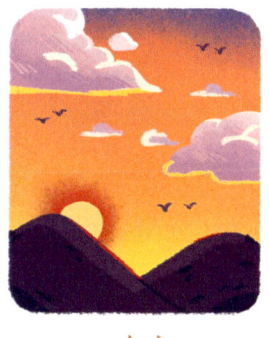 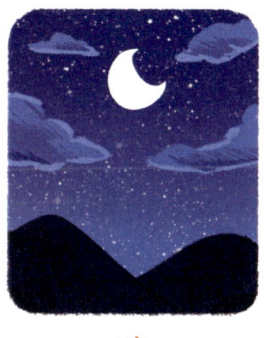

아침   점심   저녁   밤

반쪽 그림 그리기

오른쪽에 대칭으로 그림을 완성한 후, 원하는 색으로 색칠해 보세요.

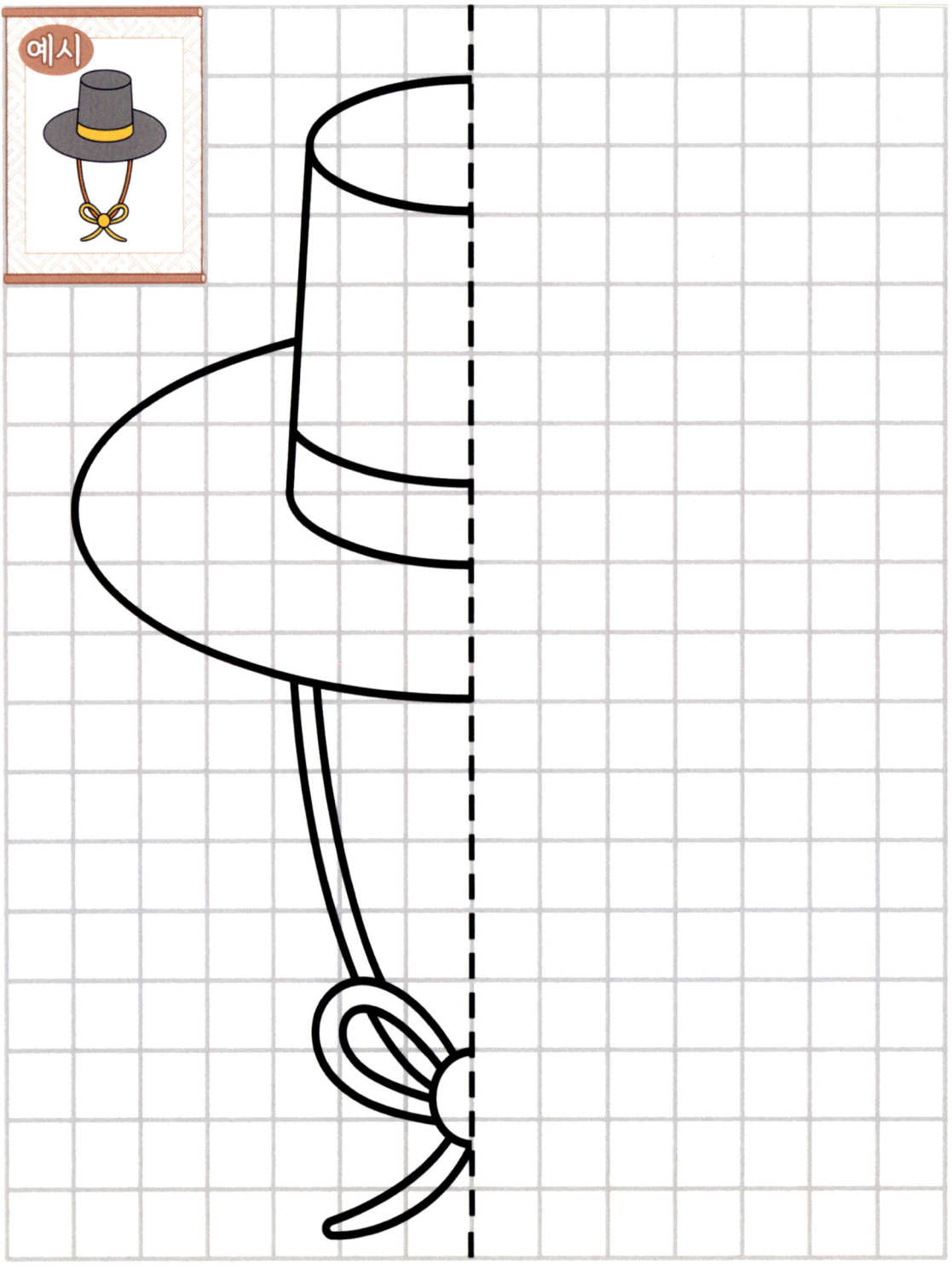

가장 무거운 음식

가장 무거운 음식을 찾아 빈칸에 답을 적으세요.

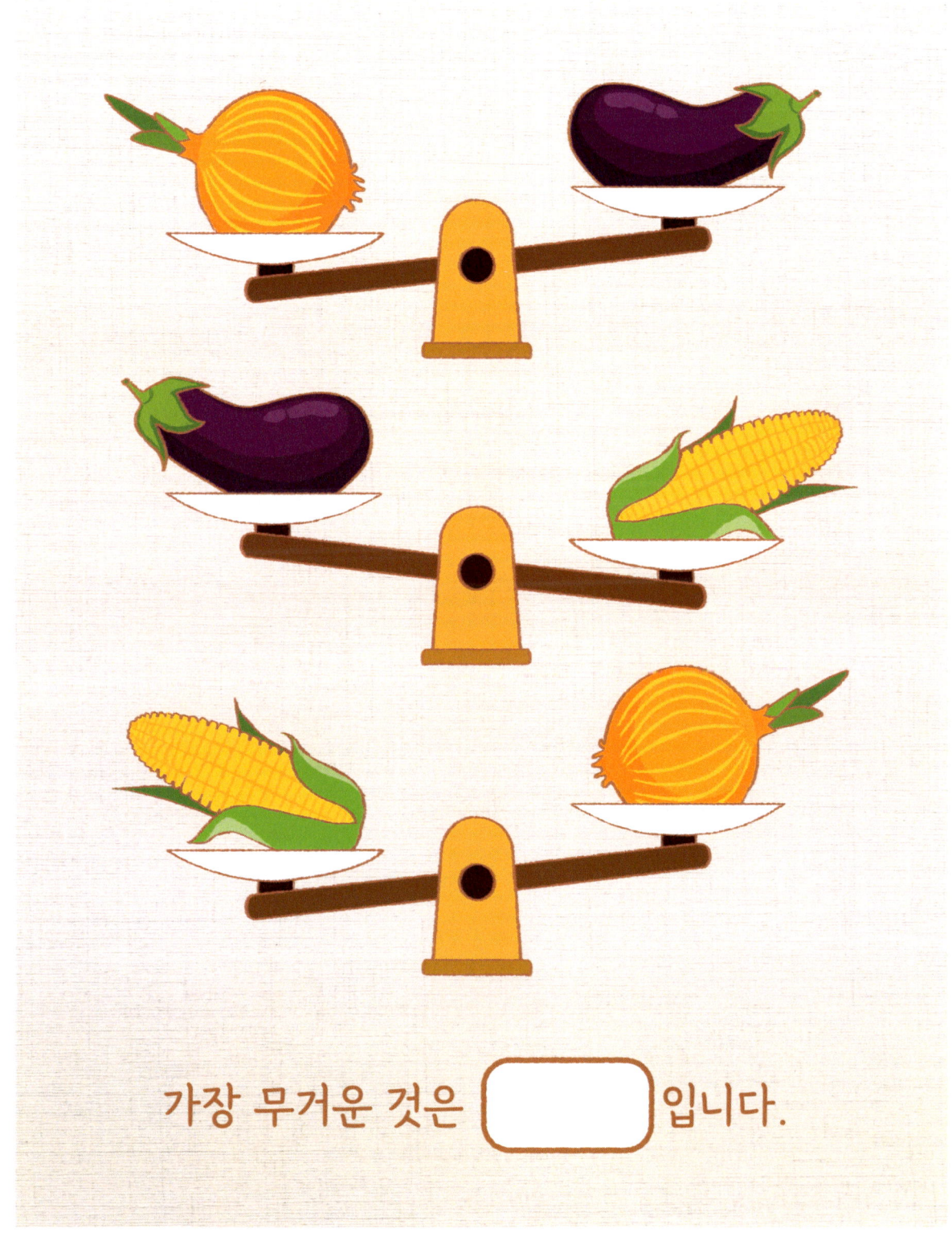

가장 무거운 것은 [ ] 입니다.

연관이 있는 그림

연관이 있는 것끼리 선으로 연결해 보세요.

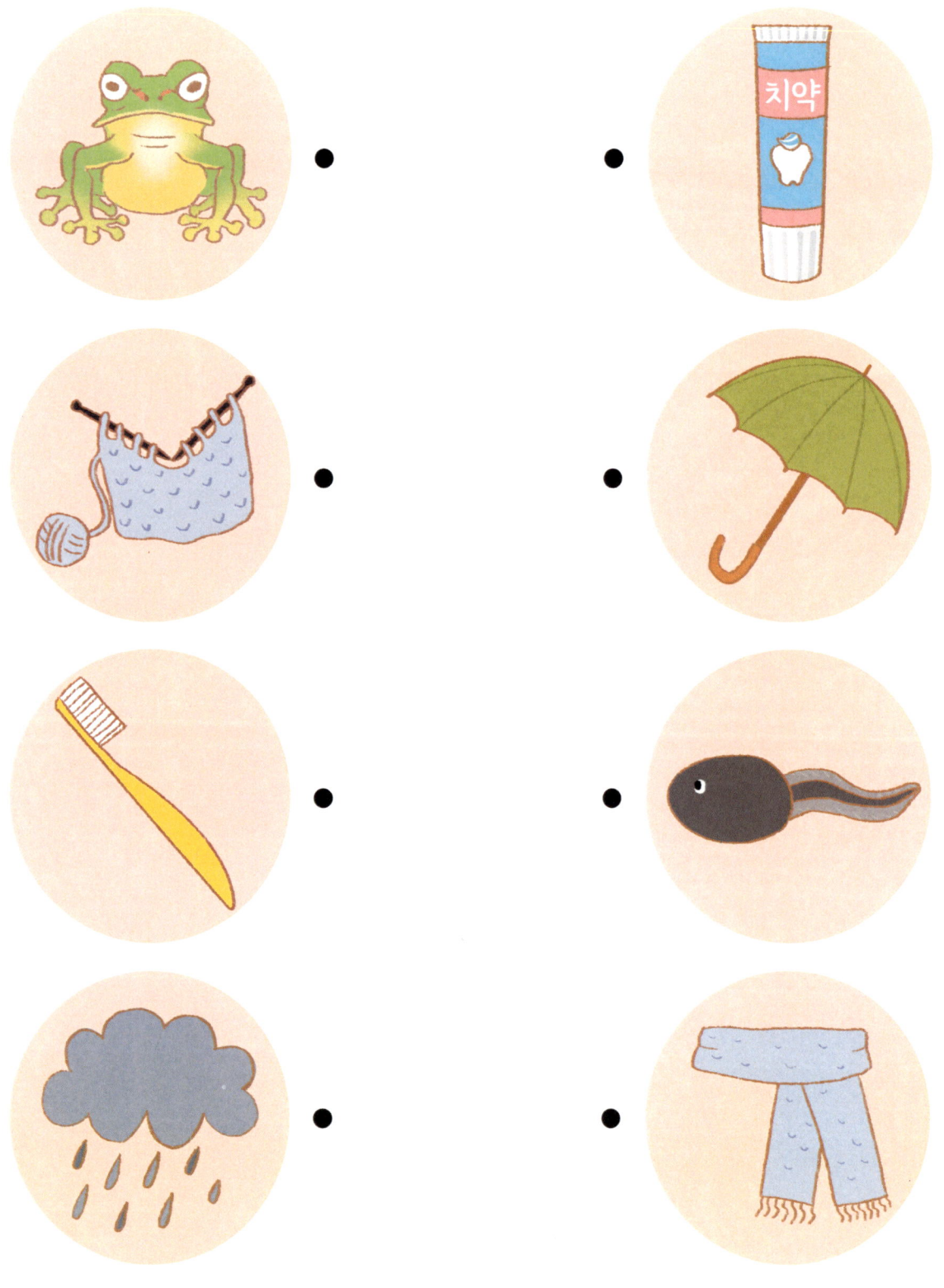

연날리기

연의 실을 따라가 각자 어떤 연을 날리고 있는지 알아맞혀 보세요.

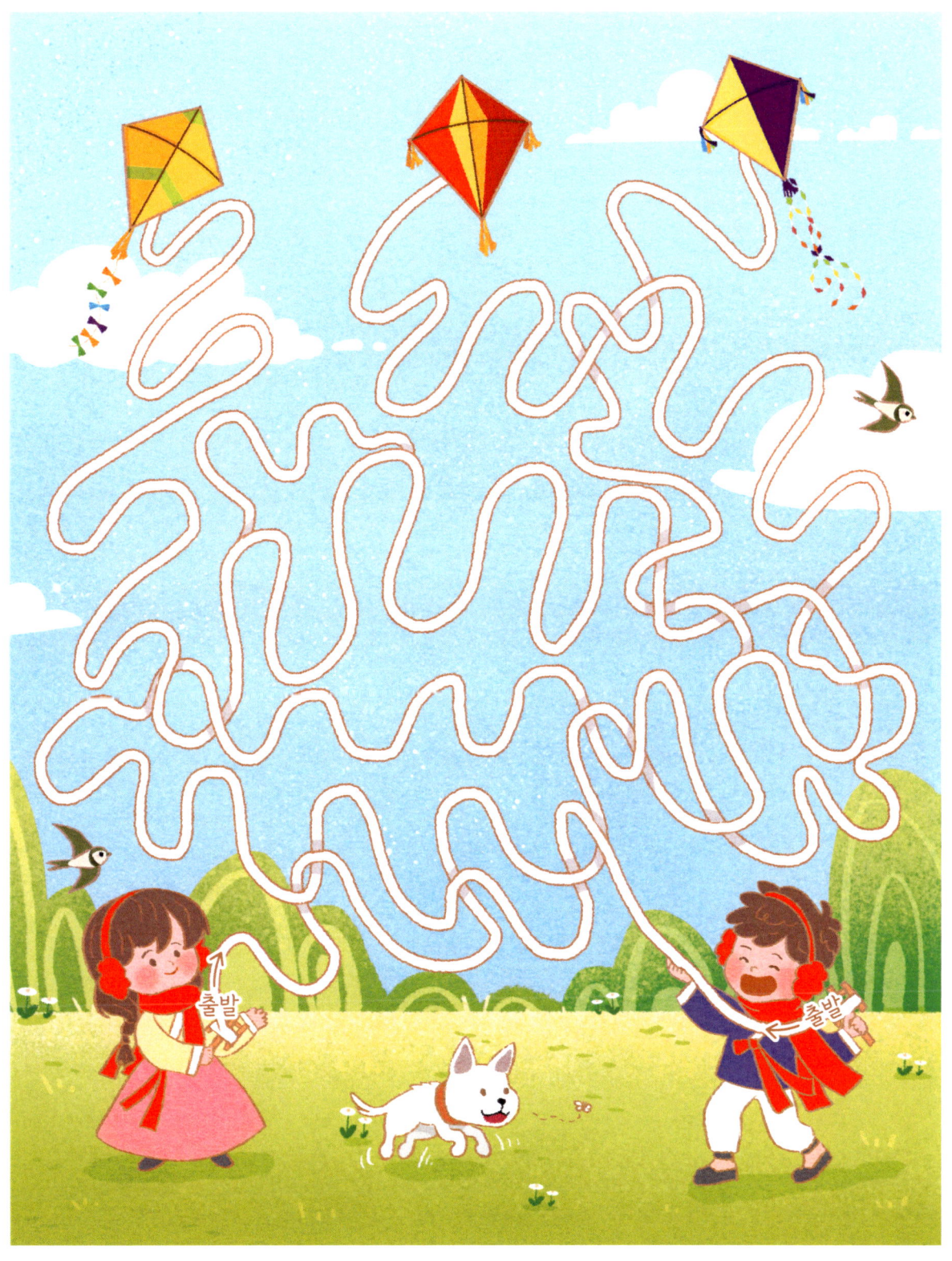

단어 찾기

ㄱ으로 시작하는 단어를 찾고, 빈칸에 모두 몇 개인지 적어보세요.

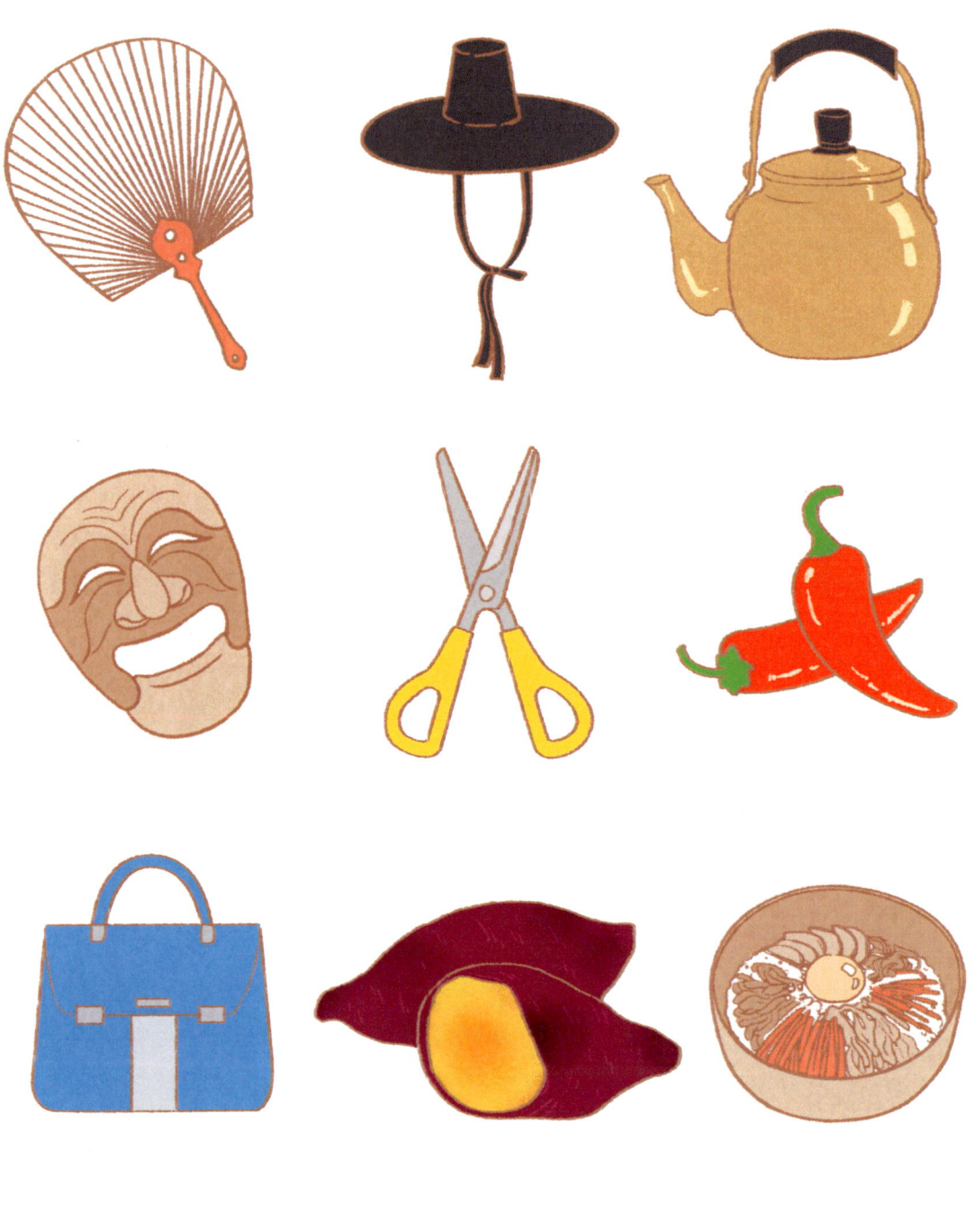

ㄱ으로 시작하는 단어는 ☐ 개입니다.

똑같이 색칠하기

왼쪽 그림을 보고 오른쪽에 똑같이 색칠해 보세요.

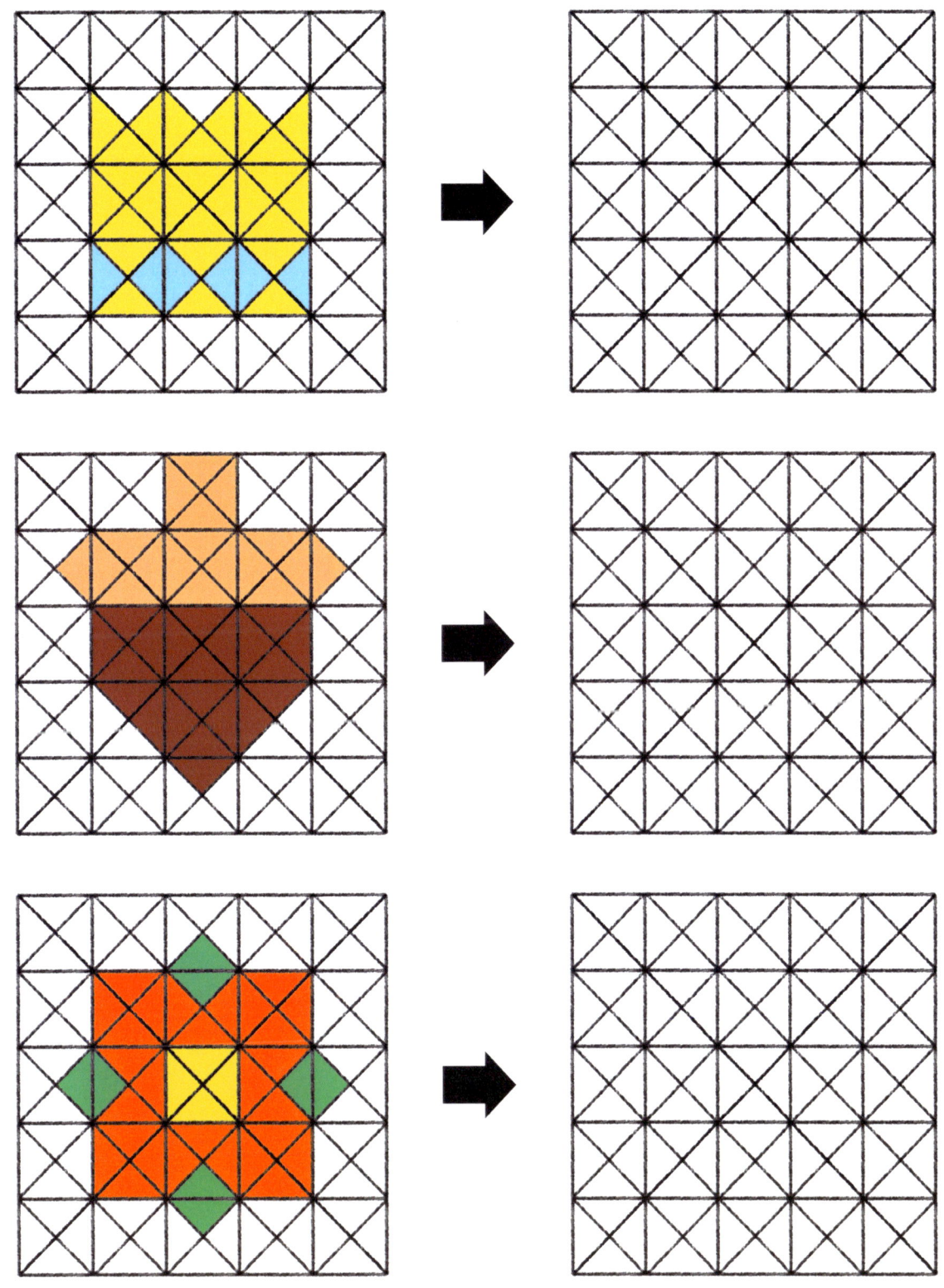

세는 말

상자 안에 있는 단위로 수를 세는 그림에 동그라미 해보세요.

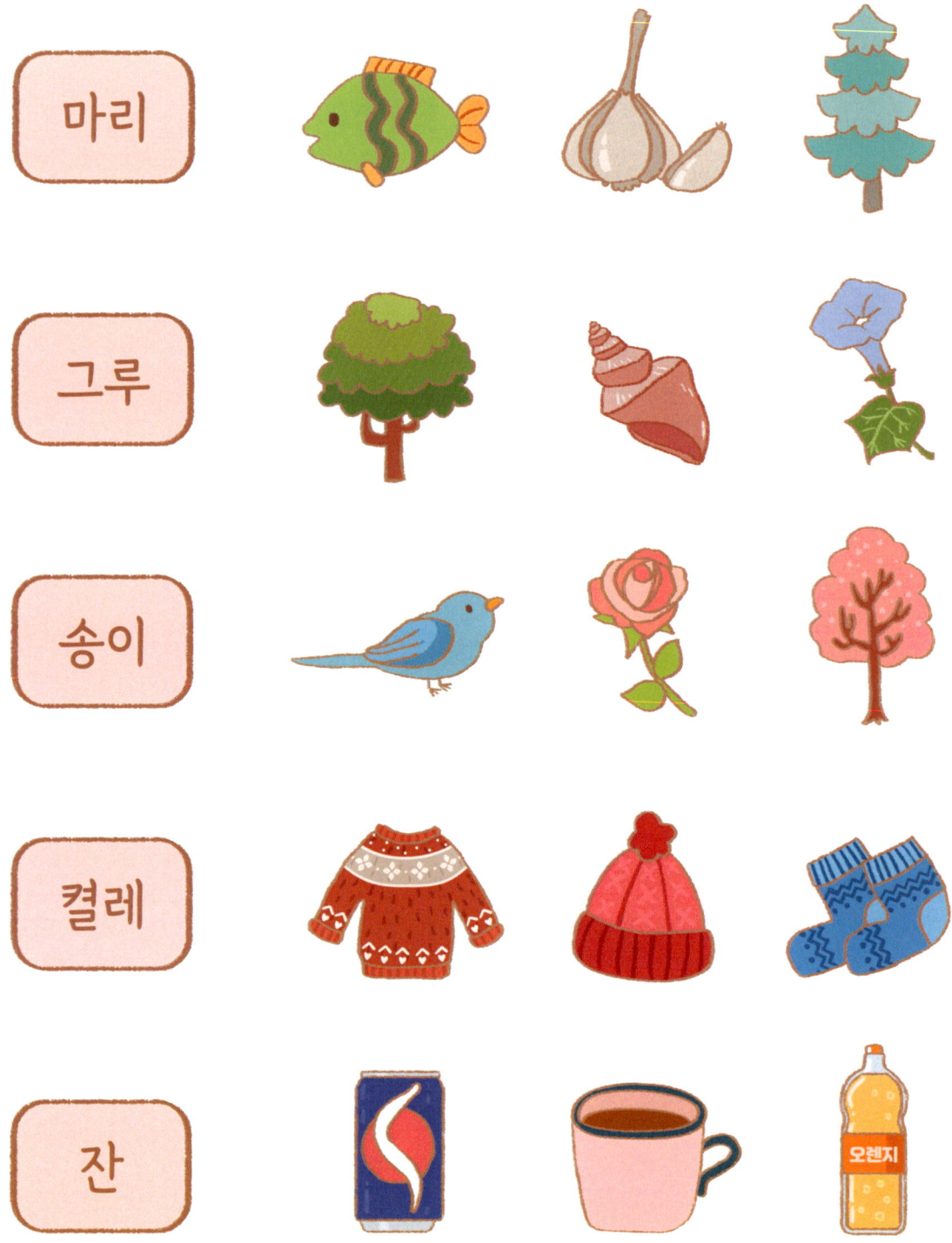

현실감각 훈련   년 월 일 요일

신체 찾기

그림의 신체 부위에 알맞은 단어를 찾아 선으로 연결해 보세요.

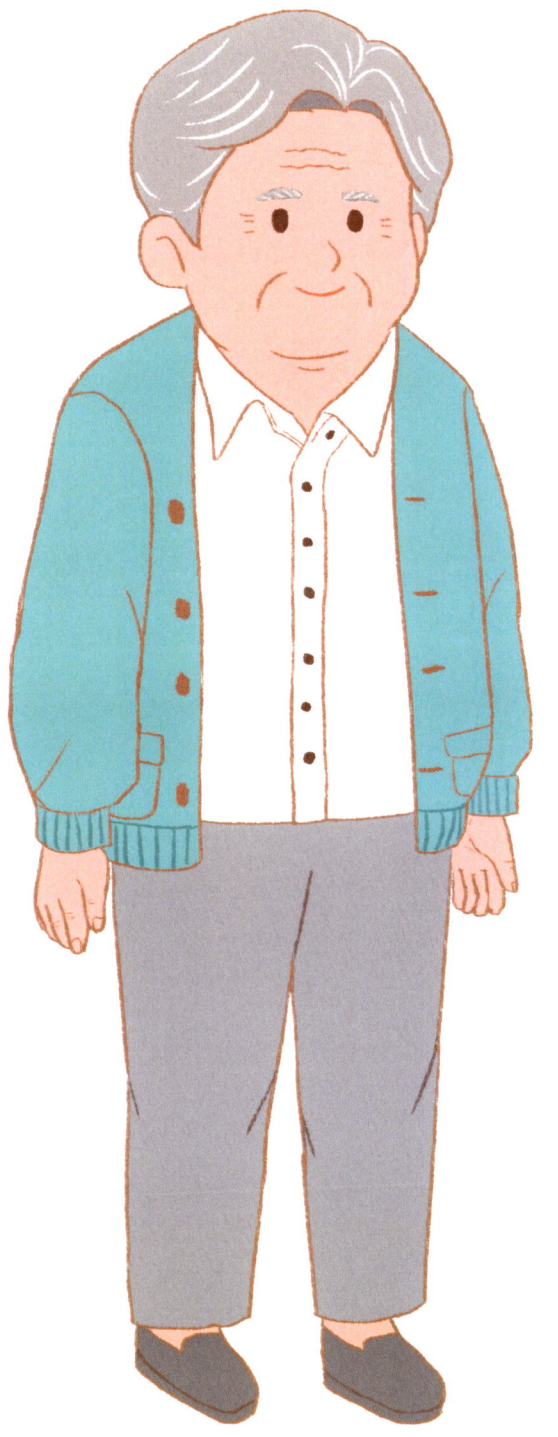

- 머리
- 팔
- 얼굴
- 손
- 어깨
- 발
- 무릎

규칙 따라 길 찾기

아래의 규칙을 따라 출발에서 도착까지 가보세요.

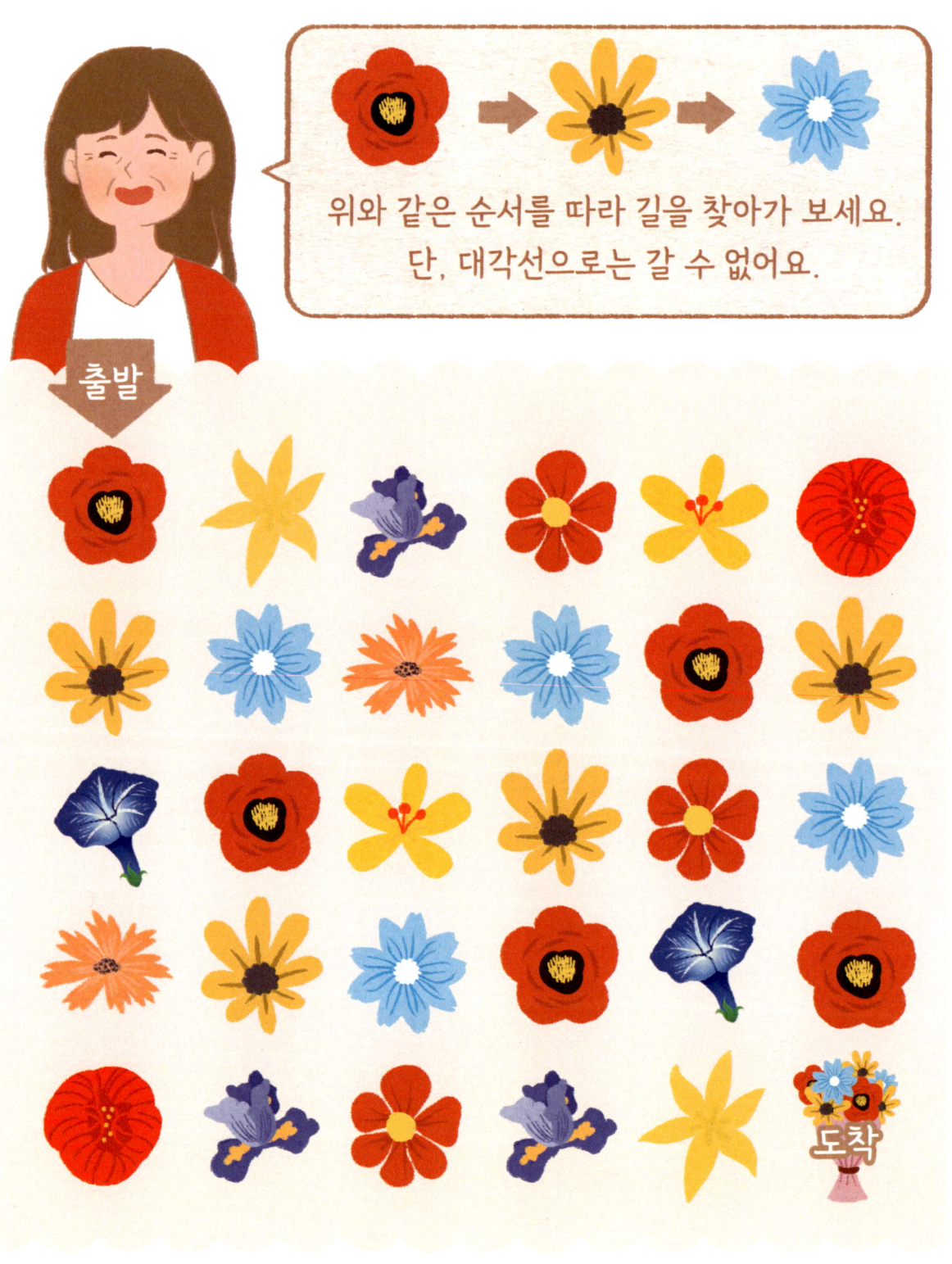

같은 그림 찾기

상자 안의 그림과 같은 그림을 찾아보세요.

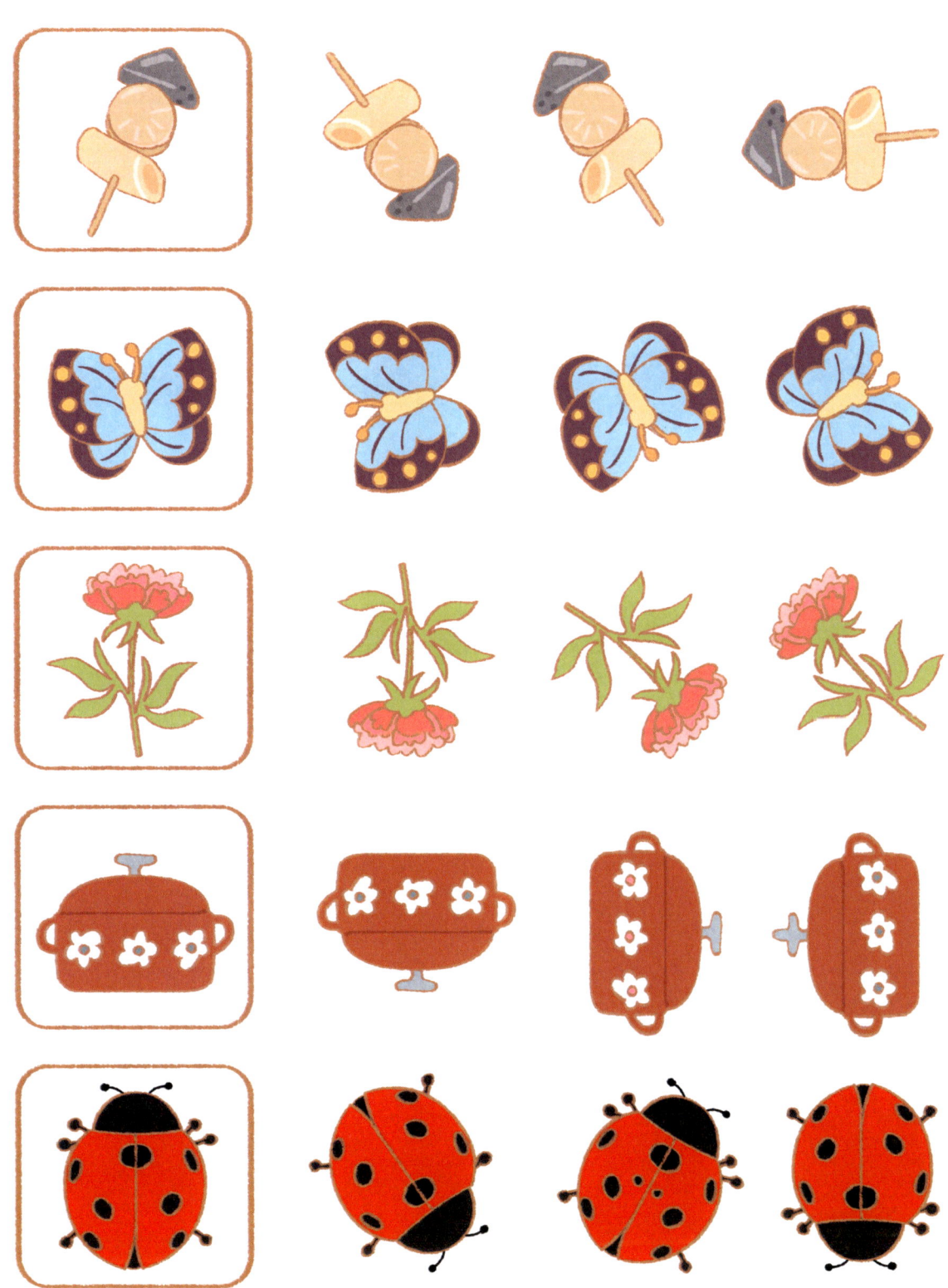

계산력 훈련

숫자 점잇기

숫자 1부터 순서대로 선을 이어보세요.

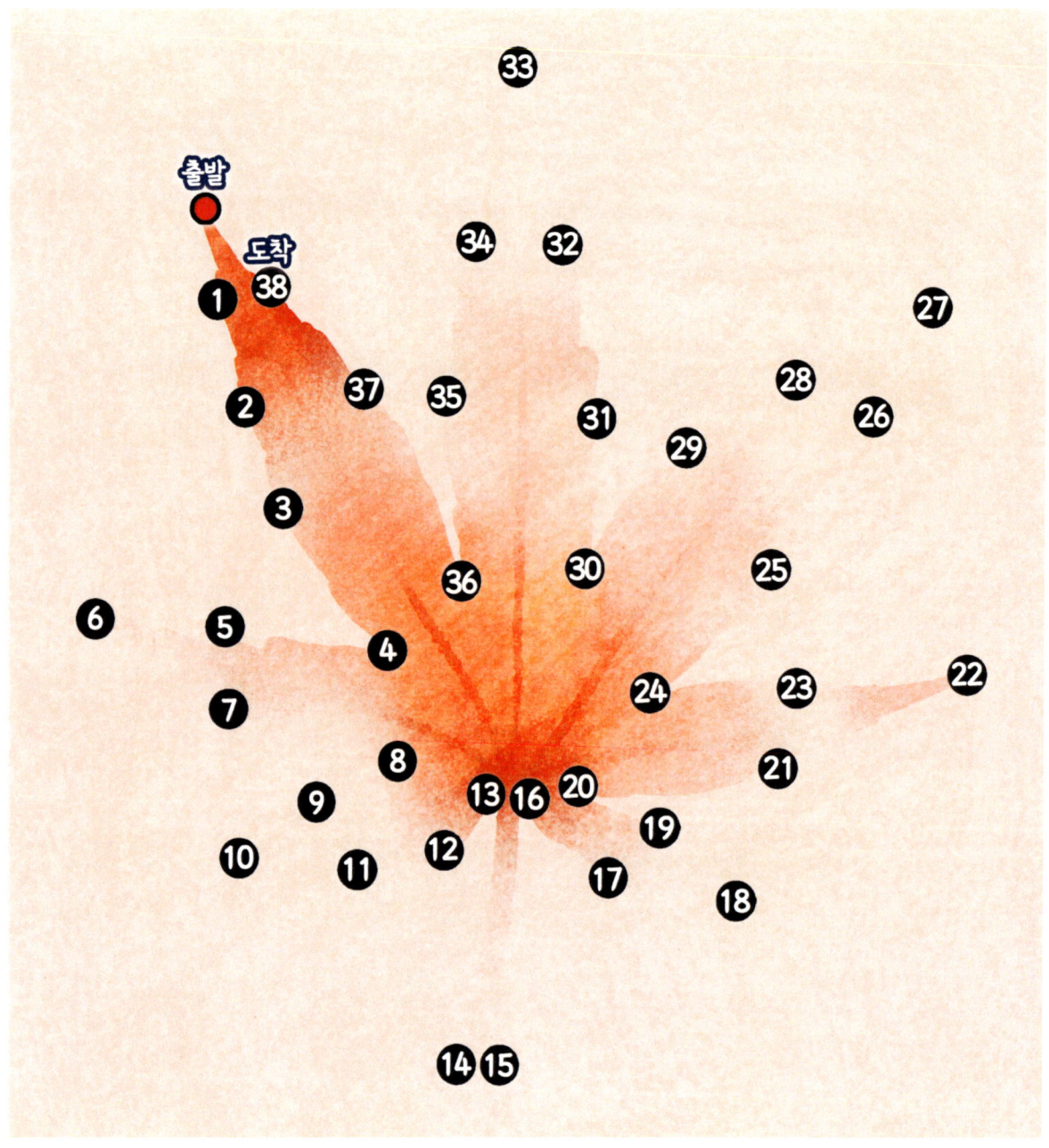

어떤 그림이 되나요?   정답: _____

마지막에 끝나는 숫자는 무엇인가요? 정답: _____

간식 이름 찾기

가로, 세로, 대각선에 숨어 있는 단어를 찾아보세요.

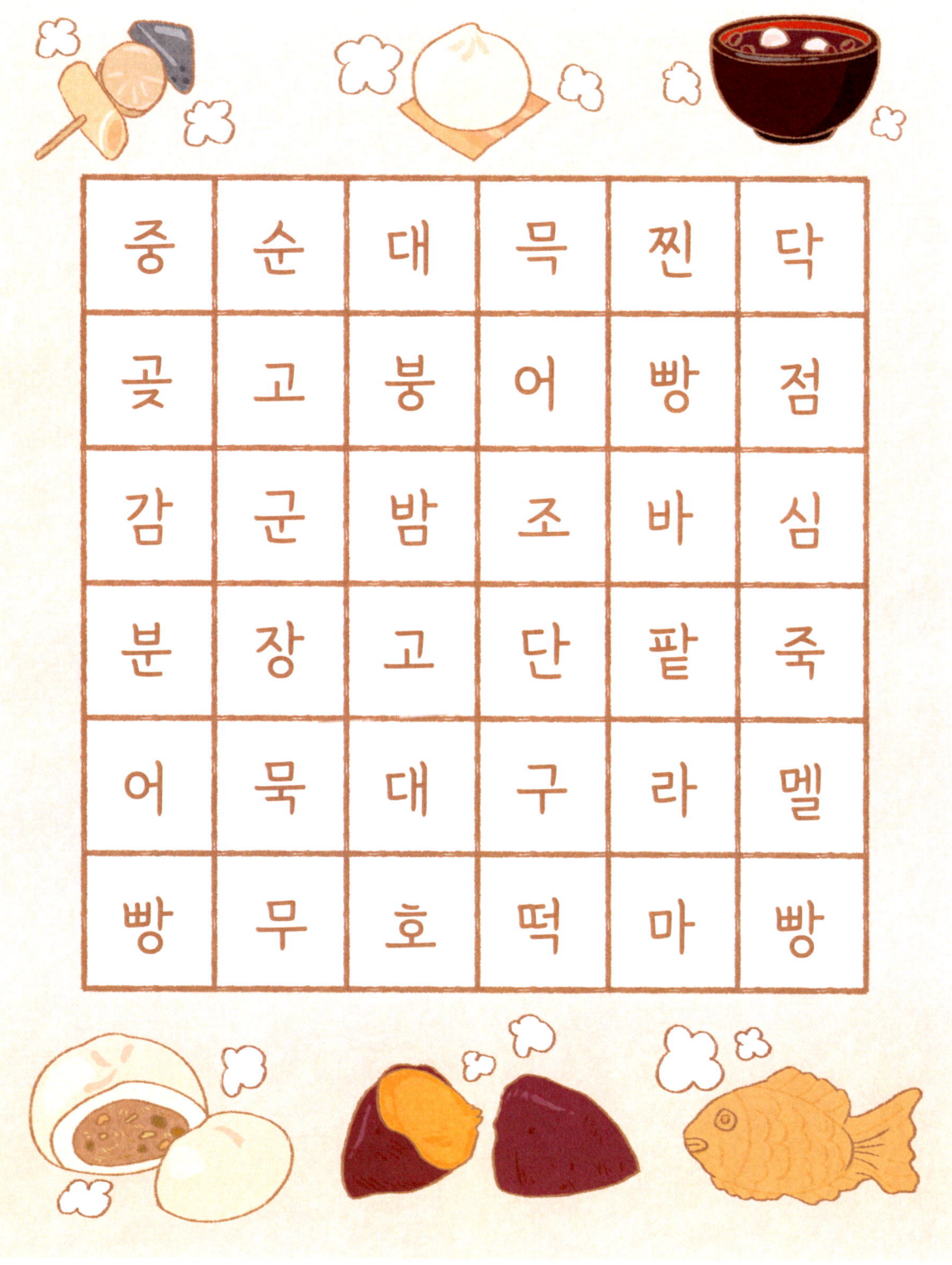

중	순	대	묵	찐	닭
곶	고	붕	어	빵	점
감	군	밤	조	바	심
분	장	고	단	팥	죽
어	묵	대	구	라	멜
빵	무	호	떡	마	빵

현실감각 훈련 　　　　　　　　　　　　　　　　　　　년　월　일　요일

날씨, 입은 옷, 장소

오늘의 날씨와 가장 비슷한 그림을 찾아보세요.

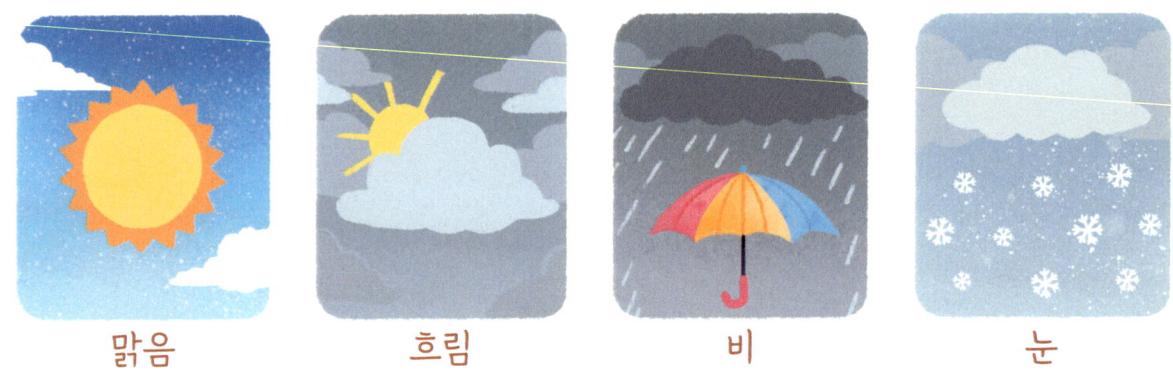

오늘은 어떤 옷을 입었나요? 입었던 옷을 적어보세요.

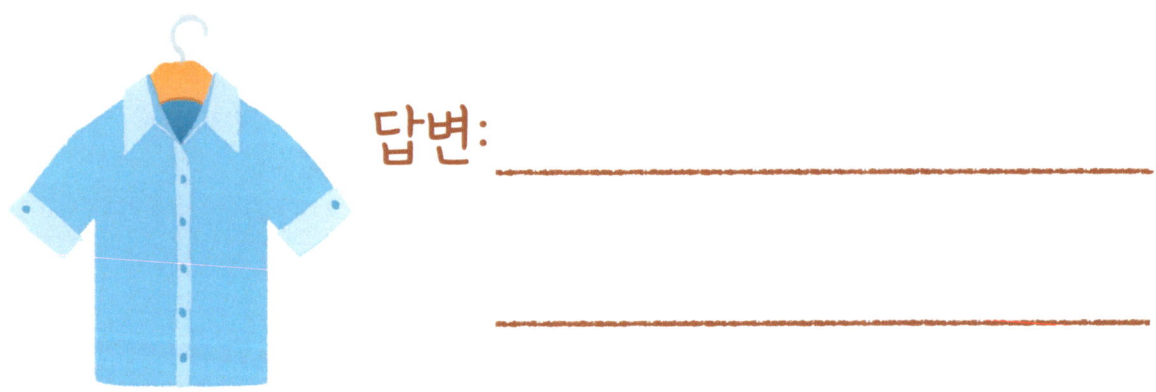

오늘은 어떤 장소에 갔나요? 다녀온 장소를 적어보세요.

기억력 훈련 년 월 일 요일

음식 주문하기 1

주문해야 할 음식을 잘 기억하고, 다음 장으로 넘어가세요.

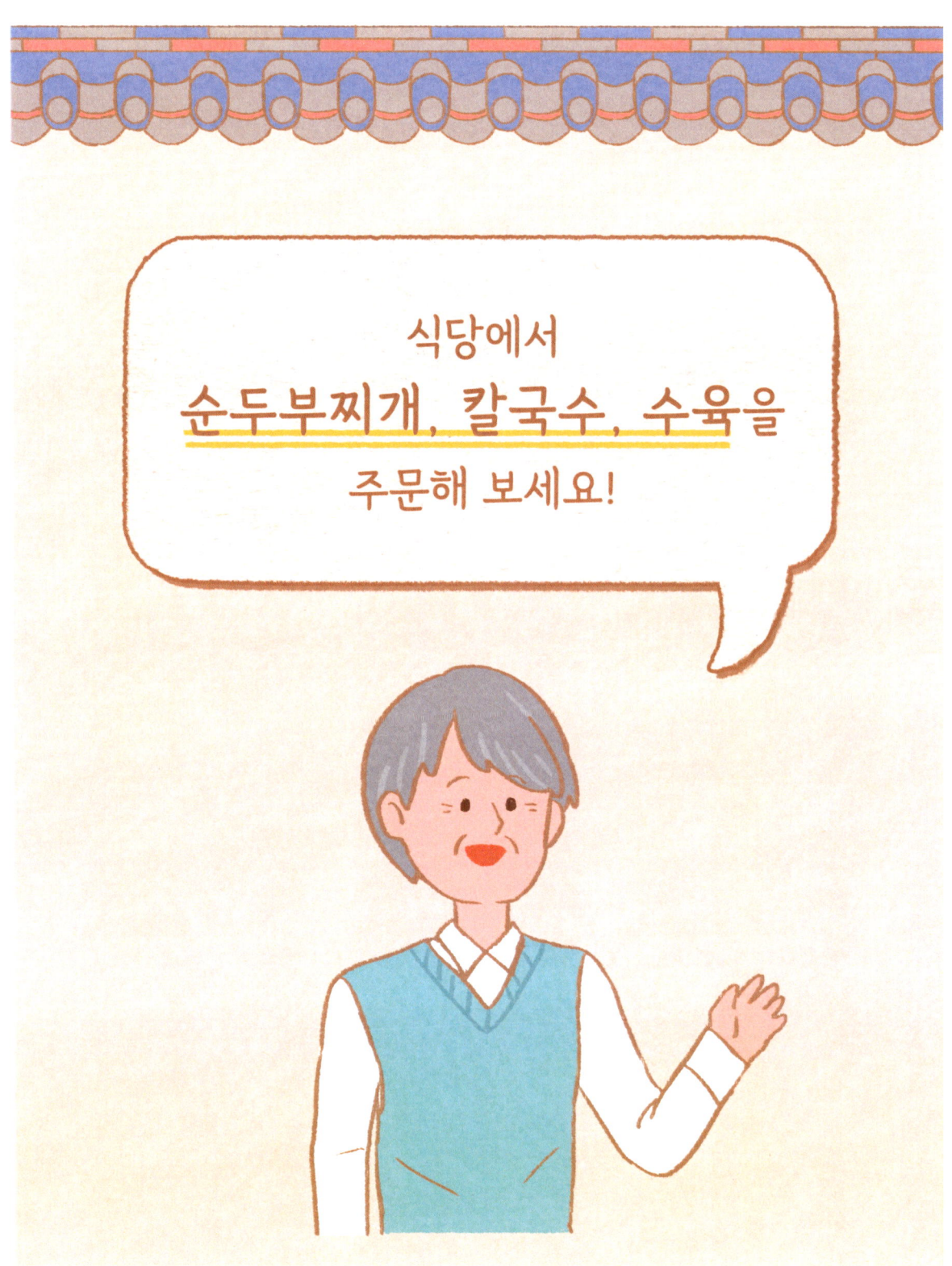

기억력 훈련

음식 주문하기 2

앞 장을 잘 기억해 보고, 주문해야 할 음식을 모두 찾아 동그라미 해보세요.

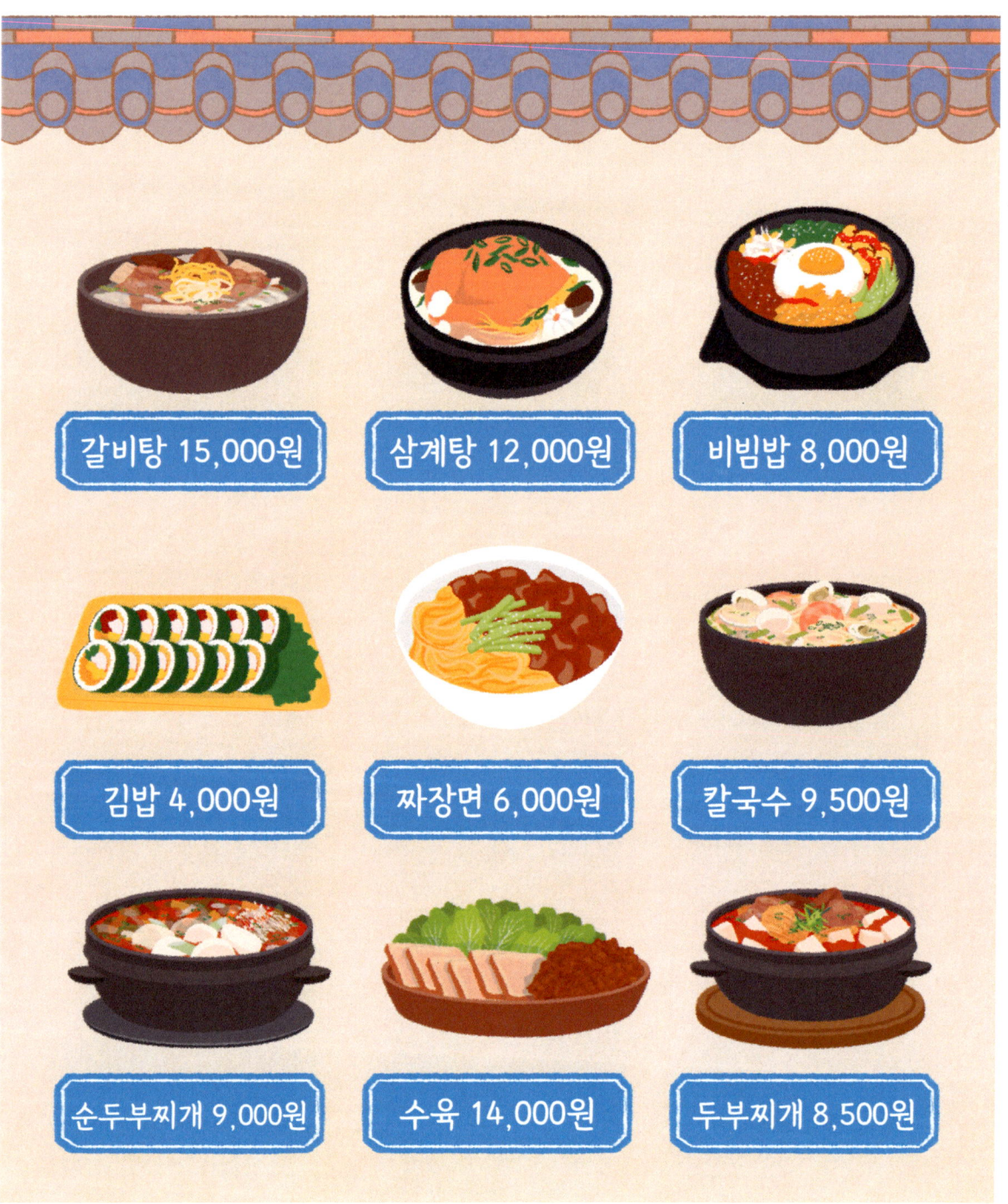

주문한 음식의 총 금액은 얼마인가요?   정답: _____

어제 일기

어제의 모습을 떠올리며, 어제의 일기를 적어봐요.

❋ 어제 날씨는 어땠나요?

❋ 어제 기분은 어땠나요? 나의 모습을 그려봐요.

😊 좋았어요.   😐 보통이었어요.   😔 우울했어요.

🙂 괜찮았어요.   😠 화났어요.   😢 슬펐어요.

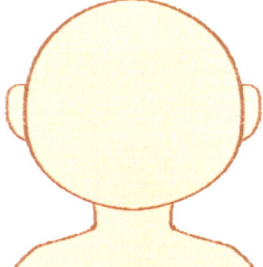

❋ 어제는 어떤 음식을 먹었나요?

아침: _____

점심: _____

저녁: _____

간식: _____

가장 맛있었던 음식: _____

❋ 어제 어떤 사람을 만났는지 적어보세요.

_____

❋ 어제 어떤 곳에 갔는지 적어보세요.

_____

❋ 어제 무슨 일을 했는지 적어보세요.

_____

_____

정답

p.1
11,000원

5,000+3,500+2,500
=11,000

p.2
무화과, 살구, 청포도
블루베리, 바나나, 귤
수박, 키위, 파인애플

p.4
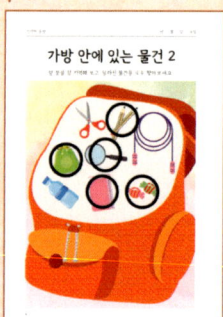

p.5
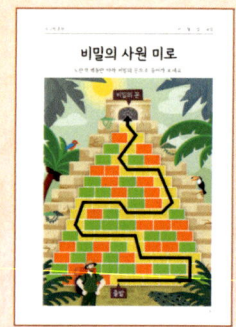

p.6
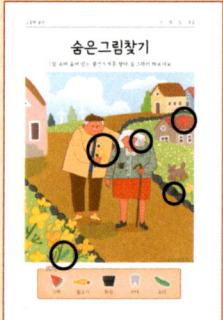

p.7
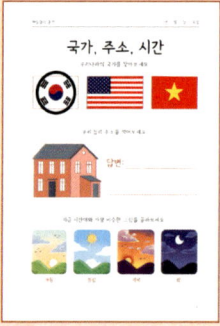

p.8
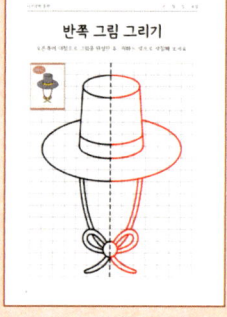

p.9
옥수수

p.10
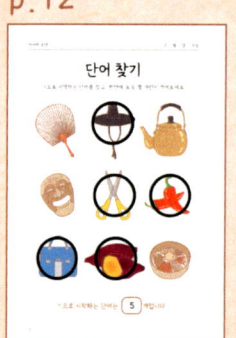

p.11
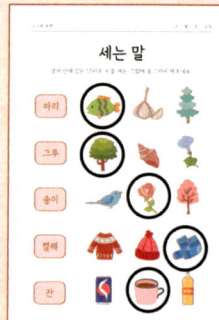

p.12
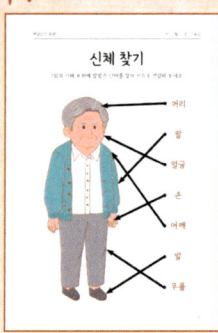

p.14
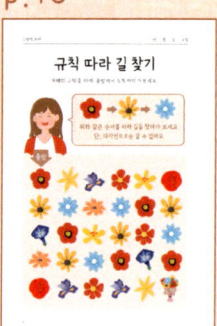

p.15
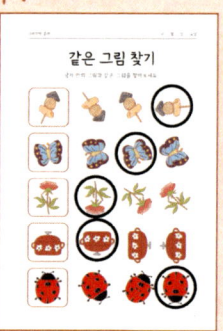

p.16
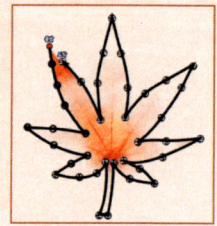

p.17

p.18

1) 단풍잎
2) 38

p.19
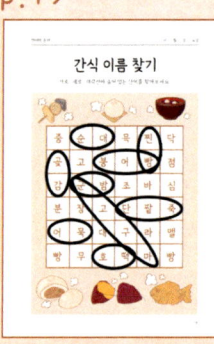

p.22
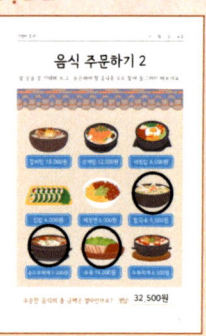

32,500원

9,000+9,500+14,000
=32,500